AF849972

Schulungs- und Fortbildungsnachweis zur Dokumentation von Einweisungen in aktive nichtimplantierbare Medizinprodukte

Name ______________________________

Vorname ______________________________

Geburtsdatum ______________________________

Beruf ______________________________

Betrieb/Abteilung ______________________________

Herausgeber

Jann Finke
E-Mail: finke@posteo.de
Heike Lührs
E-Mail: hl@ingenium-gmbh.de

Bibliografische Information der Deutschen Bibliothek
Die Deutsche Nationalbibliothek verzeichnet diese Publikation in der Deutschen Nationalbibliografie. Detaillierte bibliografische Dateien sind im Internet über portal.dnb.de abrufbar

Gerätepass, 5. Auflage, ISBN: 978-3-7406-0923-8

Gesamtherstellung: TÜV Media GmbH, Köln

Hinweis: Unter www.tuev-media.de/geraetepass können Sie zum leichteren Ausfüllen der Nachweise eine PDF-Etikettenvorlage für Ihren PC herunterladen.

Geräteart	
Typ/Ausführung	
Software	
Hersteller	
Einweisender (Name, Firma)	
Einweisungsdatum	

Geräteart	
Typ/Ausführung	
Software	
Hersteller	
Einweisender (Name, Firma)	
Einweisungsdatum	

Geräteart	
Typ/Ausführung	
Software	
Hersteller	
Einweisender (Name, Firma)	
Einweisungsdatum	

Geräteart	
Typ/Ausführung	
Software	
Hersteller	
Einweisender (Name, Firma)	
Einweisungsdatum	

Geräteart	
Typ/Ausführung	
Software	
Hersteller	
Einweisender (Name, Firma)	
Einweisungsdatum	

Geräteart	
Typ/Ausführung	
Software	
Hersteller	
Einweisender (Name, Firma)	
Einweisungsdatum	

Geräteart	
Typ/Ausführung	
Software	
Hersteller	
Einweisender (Name, Firma)	
Einweisungsdatum	

Geräteart	
Typ/Ausführung	
Software	
Hersteller	
Einweisender (Name, Firma)	
Einweisungsdatum	

Geräteart	
Typ/Ausführung	
Software	
Hersteller	
Einweisender (Name, Firma)	
Einweisungsdatum	

Geräteart	
Typ/Ausführung	
Software	
Hersteller	
Einweisender (Name, Firma)	
Einweisungsdatum	

Geräteart	
Typ/Ausführung	
Software	
Hersteller	
Einweisender (Name, Firma)	
Einweisungsdatum	

Geräteart	
Typ/Ausführung	
Software	
Hersteller	
Einweisender (Name, Firma)	
Einweisungsdatum	

Geräteart	
Typ/Ausführung	
Software	
Hersteller	
Einweisender (Name, Firma)	
Einweisungsdatum	

Geräteart	
Typ/Ausführung	
Software	
Hersteller	
Einweisender (Name, Firma)	
Einweisungsdatum	

Geräteart	
Typ/Ausführung	
Software	
Hersteller	
Einweisender (Name, Firma)	
Einweisungsdatum	

Geräteart	
Typ/Ausführung	
Software	
Hersteller	
Einweisender (Name, Firma)	
Einweisungsdatum	

Geräteart	
Typ/Ausführung	
Software	
Hersteller	
Einweisender (Name, Firma)	
Einweisungsdatum	

Geräteart	
Typ/Ausführung	
Software	
Hersteller	
Einweisender (Name, Firma)	
Einweisungsdatum	

Geräteart	
Typ/Ausführung	
Software	
Hersteller	
Einweisender (Name, Firma)	
Einweisungsdatum	

Geräteart	
Typ/Ausführung	
Software	
Hersteller	
Einweisender (Name, Firma)	
Einweisungsdatum	

Geräteart	
Typ/Ausführung	
Software	
Hersteller	
Einweisender (Name, Firma)	
Einweisungsdatum	

Geräteart	
Typ/Ausführung	
Software	
Hersteller	
Einweisender (Name, Firma)	
Einweisungsdatum	

Geräteart	
Typ/Ausführung	
Software	
Hersteller	
Einweisender (Name, Firma)	
Einweisungsdatum	

Geräteart	
Typ/Ausführung	
Software	
Hersteller	
Einweisender (Name, Firma)	
Einweisungsdatum	

Geräteart	
Typ/Ausführung	
Software	
Hersteller	
Einweisender (Name, Firma)	
Einweisungsdatum	

Geräteart	
Typ/Ausführung	
Software	
Hersteller	
Einweisender (Name, Firma)	
Einweisungsdatum	

Geräteart	
Typ/Ausführung	
Software	
Hersteller	
Einweisender (Name, Firma)	
Einweisungsdatum	

Geräteart	
Typ/Ausführung	
Software	
Hersteller	
Einweisender (Name, Firma)	
Einweisungsdatum	

Geräteart	
Typ/Ausführung	
Software	
Hersteller	
Einweisender (Name, Firma)	
Einweisungsdatum	

Geräteart	
Typ/Ausführung	
Software	
Hersteller	
Einweisender (Name, Firma)	
Einweisungsdatum	

Geräteart	
Typ/Ausführung	
Software	
Hersteller	
Einweisender (Name, Firma)	
Einweisungsdatum	

Geräteart	
Typ/Ausführung	
Software	
Hersteller	
Einweisender (Name, Firma)	
Einweisungsdatum	

Geräteart	
Typ/Ausführung	
Software	
Hersteller	
Einweisender (Name, Firma)	
Einweisungsdatum	

Geräteart	
Typ/Ausführung	
Software	
Hersteller	
Einweisender (Name, Firma)	
Einweisungsdatum	

Geräteart	
Typ/Ausführung	
Software	
Hersteller	
Einweisender (Name, Firma)	
Einweisungsdatum	

Geräteart	
Typ/Ausführung	
Software	
Hersteller	
Einweisender (Name, Firma)	
Einweisungsdatum	

Geräteart	
Typ/Ausführung	
Software	
Hersteller	
Einweisender (Name, Firma)	
Einweisungsdatum	

Geräteart	
Typ/Ausführung	
Software	
Hersteller	
Einweisender (Name, Firma)	
Einweisungsdatum	

Geräteart	
Typ/Ausführung	
Software	
Hersteller	
Einweisender (Name, Firma)	
Einweisungsdatum	

Geräteart	
Typ/Ausführung	
Software	
Hersteller	
Einweisender (Name, Firma)	
Einweisungsdatum	

Geräteart	
Typ/Ausführung	
Software	
Hersteller	
Einweisender (Name, Firma)	
Einweisungsdatum	

Geräteart	
Typ/Ausführung	
Software	
Hersteller	
Einweisender (Name, Firma)	
Einweisungsdatum	

Geräteart	
Typ/Ausführung	
Software	
Hersteller	
Einweisender (Name, Firma)	
Einweisungsdatum	

Geräteart	
Typ/Ausführung	
Software	
Hersteller	
Einweisender (Name, Firma)	
Einweisungsdatum	

Geräteart	
Typ/Ausführung	
Software	
Hersteller	
Einweisender (Name, Firma)	
Einweisungsdatum	

Geräteart	
Typ/Ausführung	
Software	
Hersteller	
Einweisender (Name, Firma)	
Einweisungsdatum	

Geräteart	
Typ/Ausführung	
Software	
Hersteller	
Einweisender (Name, Firma)	
Einweisungsdatum	

Geräteart	
Typ/Ausführung	
Software	
Hersteller	
Einweisender (Name, Firma)	
Einweisungsdatum	

Geräteart ______

Typ/Ausführung ______

Software ______

Hersteller ______

Einweisender (Name, Firma) ______

Einweisungsdatum ______

Geräteart ______

Typ/Ausführung ______

Software ______

Hersteller ______

Einweisender (Name, Firma) ______

Einweisungsdatum ______

Geräteart ______

Typ/Ausführung ______

Software ______

Hersteller ______

Einweisender (Name, Firma) ______

Einweisungsdatum ______

Inhalt

Schulung/Fortbildung durchgeführt von

Fortbildungspunkte

Datum

Inhalt

Schulung/Fortbildung durchgeführt von

Fortbildungspunkte

Datum

Inhalt

Schulung/Fortbildung durchgeführt von

Fortbildungspunkte

Datum

Inhalt

Schulung/Fortbildung durchgeführt von

Fortbildungspunkte

Datum

Inhalt

Schulung/Fortbildung durchgeführt von

Fortbildungspunkte

Datum

Inhalt

Schulung/Fortbildung durchgeführt von

Fortbildungspunkte

Datum

Hinweis: Unter www.tuev-media.de/geraetepass können Sie zum leichteren Ausfüllen der Nachweise eine PDF-Etikettenvorlage für Ihren PC herunterladen.

Inhalt

Schulung/Fortbildung durchgeführt von

Fortbildungspunkte

Datum

Inhalt

Schulung/Fortbildung durchgeführt von

Fortbildungspunkte

Datum

Inhalt

Schulung/Fortbildung durchgeführt von

Fortbildungspunkte

Datum

Schulungen und Fortbildungen

Inhalt

Schulung/Fortbildung durchgeführt von

Fortbildungspunkte

Datum

Inhalt

Schulung/Fortbildung durchgeführt von

Fortbildungspunkte

Datum

Inhalt

Schulung/Fortbildung durchgeführt von

Fortbildungspunkte

Datum

Inhalt

Schulung/Fortbildung durchgeführt von

Fortbildungspunkte

Datum

Inhalt

Schulung/Fortbildung durchgeführt von

Fortbildungspunkte

Datum

Inhalt

Schulung/Fortbildung durchgeführt von

Fortbildungspunkte

Datum

Inhalt

Schulung/Fortbildung durchgeführt von

Fortbildungspunkte

Datum

Inhalt

Schulung/Fortbildung durchgeführt von

Fortbildungspunkte

Datum

Inhalt

Schulung/Fortbildung durchgeführt von

Fortbildungspunkte

Datum

Inhalt

Schulung/Fortbildung durchgeführt von

Fortbildungspunkte

Datum

Inhalt

Schulung/Fortbildung durchgeführt von

Fortbildungspunkte

Datum

Inhalt

Schulung/Fortbildung durchgeführt von

Fortbildungspunkte

Datum

Inhalt

Schulung/Fortbildung durchgeführt von

Fortbildungspunkte

Datum

Inhalt

Schulung/Fortbildung durchgeführt von

Fortbildungspunkte

Datum

Inhalt

Schulung/Fortbildung durchgeführt von

Fortbildungspunkte

Datum

Inhalt

Schulung/Fortbildung durchgeführt von

Fortbildungspunkte

Datum

Inhalt

Schulung/Fortbildung durchgeführt von

Fortbildungspunkte

Datum

Inhalt

Schulung/Fortbildung durchgeführt von

Fortbildungspunkte

Datum

Schulungen und Fortbildungen

Inhalt	
Schulung/Fortbildung durchgeführt von	
Fortbildungspunkte	
Datum	

Inhalt	
Schulung/Fortbildung durchgeführt von	
Fortbildungspunkte	
Datum	

Inhalt	
Schulung/Fortbildung durchgeführt von	
Fortbildungspunkte	
Datum	

Inhalt

Schulung/Fortbildung durchgeführt von

Fortbildungspunkte

Datum

Inhalt

Schulung/Fortbildung durchgeführt von

Fortbildungspunkte

Datum

Inhalt

Schulung/Fortbildung durchgeführt von

Fortbildungspunkte

Datum

Inhalt

Schulung/Fortbildung durchgeführt von

Fortbildungspunkte

Datum

Inhalt

Schulung/Fortbildung durchgeführt von

Fortbildungspunkte

Datum

Inhalt

Schulung/Fortbildung durchgeführt von

Fortbildungspunkte

Datum

Inhalt

Schulung/Fortbildung
durchgeführt von

Fortbildungspunkte

Datum

Inhalt

Schulung/Fortbildung
durchgeführt von

Fortbildungspunkte

Datum

Inhalt

Schulung/Fortbildung
durchgeführt von

Fortbildungspunkte

Datum